全 民 阅 读 · 中 华 养 生 功 法 进 家 庭 丛 书

何清湖 龙 专—— 总主编

导引养生功十二法

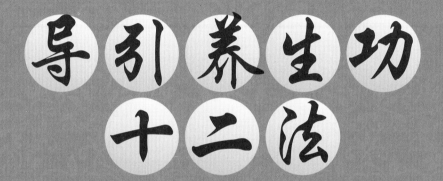

张翠茵
——
主编

全国百佳图书出版单位

中国中医药出版社
·北 京·

图书在版编目（CIP）数据

导引养生功十二法 / 何清湖，龙专总主编；张紫茵
主编 . -- 北京：中国中医药出版社，2025.1.（全民阅读）.
ISBN 978-7-5132-9223-8

Ⅰ . R247.4；R212

中国国家版本馆 CIP 数据核字第 2024YB5518 号

中国中医药出版社出版

北京经济技术开发区科创十三街 31 号院二区 8 号楼
邮政编码　100176
传真　010-64405721
山东华立印务有限公司印刷
各地新华书店经销

开本 880 × 1230　1/48　印张 3　字数 123 千字
2025 年 1 月第 1 版　2025 年 1 月第 1 次印刷
书号　ISBN 978 - 7 - 5132 - 9223 - 8

定价　19.90 元
网址　www.cptcm.com

服 务 热 线　010-64405510
购 书 热 线　010-89535836
维 权 打 假　010-64405753

微信服务号　zgzyycbs
微商城网址　https://kdt.im/LIdUGr
官 方 微 博　http://e.weibo.com/cptcm
天猫旗舰店网址　https://zgzyycbs.tmall.com

如有印装质量问题请与本社出版部联系（010-64405510）
版权专有　侵权必究

丛书序言

在现代社会中，阅读已经不仅是一种获取知识的手段，更是一种生活方式，一种让心灵得以滋养的途径。阅读，不仅是眼睛的旅行，更是心灵的觉醒，是身体与精神的对话。好的书籍如同一盏明灯，照亮我们前行的道路；又如一剂良药，滋养我们的内心世界。正如美国作家梭罗所说："阅读是一项高尚的心智锻炼！"全民阅读的倡导，不仅是为了提升国民的文化素养，更在于通过阅读，引导大众走进博大精深的中华文化，领悟其中蕴含的智慧与哲学。

中华养生功法，作为中华民族传统文化的瑰宝，如同一部流动的历史长卷，记载着古人对生命奥秘的探索与实践。它融合了中医理论、哲学思想和实践经验，通过调身、调息、调心，达到强身健体、延年益寿的目的。在快节奏的现代生活中，中华养生功法以其独特的魅力，为人们提供了一种简单易行、效果显著的养生方式。习练传统养生功法，不仅是中老年人健身养生的首选，也是当代年轻人关注的新焦点。

在全民阅读的热潮中，我们尝试将经典的养生功法与日常阅读相融合，与中国中医药出版社密切合作，精心推出了《全民阅读·中华养生功法进家庭丛书》。这是一套将中医养生理念与实践相结合，旨在提升大众健康素养的中医养生精品丛书。丛书涵盖了现有的主要养生功法，详细介绍了 12 种中华传统养生功法的概述、技术要领、注意事项和功理作用，包括易筋经、导引养生功十二法、五禽戏、八段锦、大舞、马王堆导引术、六字诀、调息筑基功、少林内功、八法五步、延年九转法、七星功。可以说，这是一套将科学性、科普性和实操性较好融合的中华传统养生功法宝典。

　　《全民阅读·中华养生功法进家庭丛书》每一分册都是一个独特的篇章，它们共同构成了一幅中华养生的宏伟画卷。从"易筋经"到"马王堆导引术"，从"大舞"到"延年九转法"，每一功法都在向我们展示养生的多元性和实用性。例如，"导引养生功十二法"功法技术深邃，意形结合，动息相随，使习练者在动静之间找到平衡，从而提升生活质量。而"六字诀"，以其简练的字诀，蕴含着强大而深远的养生力量，它教我们如何在快节奏的生活中找到内心的安宁，通过呼吸调控和肢体运动，调和人体内在的气血运行，达到身心和谐。"少林内功"，作为武术文化的内核，更是中华养生的另一种体现，它强调内修外练，通过练习内功，提升身体素质，同时修身养性，通达武道的真谛。经典功法"五禽戏"，源于我国古代，通过模仿虎、鹿、熊、猿、鸟五种动物的动作，达到调和气血、舒展筋骨、强身健体的效果。"大舞"的编创，则是基于对 5000

多年前唐尧时期大舞的深入研究及其与现代科学的结合，它不仅保留了传统文化的精髓，还被赋予了新的时代特征。

本套丛书的编写特色之一，就是由体育专业老师担任模特，插配了大量的功法招式彩图。这些功法招式，参考了国家体育总局的健身气功标准，确保动作的标准化和规范化。配以简练的文字，表述清晰准确，使读者能够一目了然，轻松学习。此外，丛书还贴心地提供了动作视频（每分册"功法概述"页扫码即可观看），与图书内容相得益彰，增强了学习的互动性和趣味性。丛书的另一个鲜明特色，就是采用口袋本形式，印制精美，便于携带。无论是在家中、办公室，还是在旅途中，都可以随时翻阅学习，让养生健身成为一种生活常态。通过这套丛书，我们期待每一位读者都能够找到适合自己的养生之道，让阅读与养生成为生活的一部分，让健康和智慧相伴，丰盈人生旅程。

全民阅读，中华养生，打开书卷，让我们共同开启这场身心的健康之旅吧！

丛书主编　何清湖

2024 年 11 月于长沙

前言

　　在古老而神秘的中华大地上，健身气功作为一种独特的养生文化，流传至今，熠熠生辉。导引养生功十二法作为健身气功中的一支奇葩，更以其独特的魅力，吸引了无数追求健康生活的人们。

　　导引养生功十二法，源远流长，蕴含着古人对生命奥秘的深刻理解和智慧结晶。它的养生理法源于易医，功走圆道，天人合一，逢动必旋，工于梢节，意形结合，意如清溪，动息相随，动缓息长，健内助外，命意腰际。其以中医理论为基础，通过柔和缓慢的动作和呼吸的配合，引导气血运行，调和阴阳，达到强身健体、延年益寿的目的。

　　在导引养生功十二法的习练过程中，我们不仅能够感受到身心的和谐统一，更能体会到中华传统文化的博大精深。本功法一招一式均蕴含着古人对生命奥秘的深刻理解和智慧结晶。通过习练导引养生功十二法，习练者不仅能够改善体质，增强免疫力，还能提升内心的平和与宁静，达到身心合一的境界。

随着当今社会的快速发展和人们生活节奏的加快，越来越多的人开始关注健康和养生。导引养生功十二法作为一种古老而有效的健身方法，正逐渐受到越来越多人的青睐。因此，我们衷心希望更多的人能够加入导引养生功十二法的学习和练习中来。习练此功法，是广大人民群众自我锻炼，通往身心健康的一条新途径。

《导引养生功十二法》的编写和出版，不仅是对我国优秀传统文化的传承与创新，也是将古人的修身养性方法带入现代生活中来，推动全民健身运动，增强群众体质健康。本功法技术深邃，理论传承繁杂，我们在编写过程中参考了众多同类著作与文献，在此向相关学术先行者致以崇高的敬意。由于编者水平有限，书中不足之处，欢迎广大读者提出宝贵意见，以便今后修订完善。

本书编委会
2024 年 11 月

目 录

第一章 ● 功法概述 - 001

第二章 ● 功法功理 - 003

预备势 - 003

第一式 乾元启运 - 007

第二式 双鱼悬阁 - 015

第三式 老骥伏枥 - 025

第四式 纪昌贯虱 - 039

第五式 躬身掸靴 - 047

第六式 犀牛望月 - 061

第七式 芙蓉出水 - 071

目　录

第八式　金鸡报晓 - 085

第九式　平沙落雁 - 093

第十式　云端白鹤 - 101

第十一式　凤凰来仪 - 109

第十二式　气息归元 - 119

收势 - 125

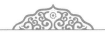

功法概述

微信扫描二维码
功法示范新体验

　　导引养生功十二法是一套由国家体育总局推出的健身气功功法。《庄子·刻意》中有关于导引的记载："吹呴呼吸，吐故纳新，熊经鸟申，为寿而已矣。此道引之士，养形之人，彭祖寿考者之所好也。"李颐注《庄子·刻意》"导引"为"导气令和、引体令柔"。养生，又称为"摄生""摄养"，即保养生命以达长寿。

　　"导引养生功十二法"中的"十二法"是指这套功法的主体由精选十二式导引动作构成。本套功法是汲取中国古代导引养生之精华，基于阴阳五行学说、藏象学说、经络学说、气血理论而创编的一套具有功融诗画的鲜明特点的功法，每一式的动作名称中都蕴含着诗歌，正如英国浪漫主义诗人济慈所说，"诗应当是伟大而不唐突，透入人的心灵"。该功法中的诗歌提示习练者，在练习时，要将自己带入练功的意境之中，仿佛在眼前徐徐展开一幅幅美丽画卷，使习练者产生美的感受和愉悦心情；这些诗歌还体现了练功原则、文化意蕴、历史源流。该功法源自北京体育大学张广德教授自1974 年开始编创并推广的 50 余套导引养生功中精选的 12 个动作。

导引养生功十二法，旨在将导引、养生、身体锻炼与精神修养相结合，形成一个全方位的健康体系。本套功法强调动作的优美与流畅，既便于学习，又能够确保安全。无论是对于初学者还是具有丰富经验的习练者，它都是一套合适的功法。通过习练本功法，能有效帮助人们祛病强身，提升生活质量，甚至有助于延年益寿。

预备势

技术要领

动作一　下颌微收，百会虚领，唇齿合拢，舌自然平贴于上腭，上体直立，两掌叠掌于丹田，两腿并拢伸直，男女均左手在里（图1）。

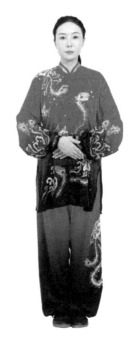

图 1

动作二 口诀默念完毕后，双手自然垂于体侧，目视正前方（图2）。

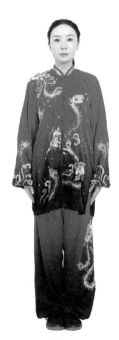

图 2

【注意事项】

❶ 双目轻闭或平视前方，舌抵上腭，上下牙齿相合。

❷ 默念练功口诀：夜阑人静万虑抛，意守丹田封七窍。呼吸徐缓搭鹊桥，
身轻如燕飘云霄。

❸ 手脚摆放自然，排除心中杂念。

【功理作用】

习练此式，能够帮助练习者排除心中杂念，净化大脑，给细匀深长
的腹式呼吸打好基础，放松身体。

第一式·乾元启运

技术要领

动作一　①开步侧举：吸气收腹，左脚向左侧开步，距离约与肩同宽，同时两臂内旋，侧举至与肩同高，掌心正向后，头水平向左转，目视左掌（图3）。②旋臂前摆：两臂外旋前摆，掌心向下，两掌与肩同宽，眼随手动（图4）。

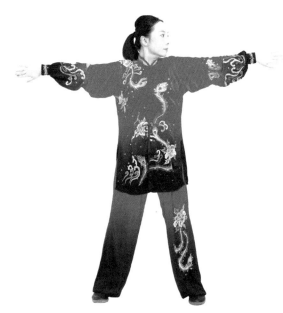

图3

008

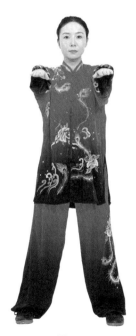

图 4

动作二 屈膝按掌：呼气松腹，两膝微屈，随即沉肩坠肘，两掌下按，目视正前方（图5）。

导引养生功十二法。第一式 乾元启运

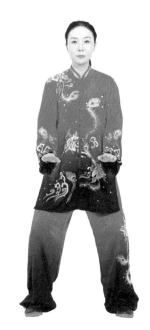

图5

动作三 ①起身侧举：缓缓起身，吸气收腹，两腿自然伸直，同时两臂内旋，侧举至与肩同高，掌心正向后，头水平向右转，目视右掌（图6）。②并步落手：重心右移，右腿屈膝下蹲，同时两臂外旋前摆，掌心向下，两掌与肩同高、同宽，目随手动（图7）。

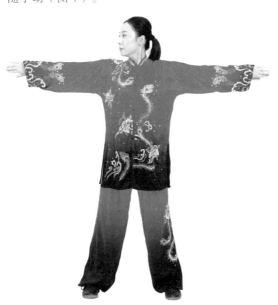

图6

导引养生功十二法 ● 第一式　乾元启运

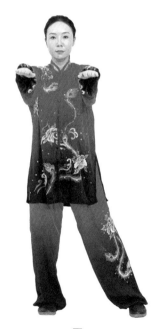

图 7

动作四 两掌下落，收左脚，两脚并步，两膝伸直，呼气松腹，两掌缓缓下按，自然垂于体侧，目视正前方（图8）。

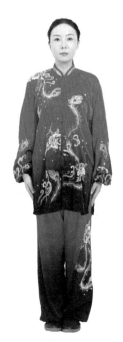

图8

动作五至八 同动作一至四，唯左、右交换做动作。

【注意事项】

1. 两臂侧平举看左（右）手时，意注双手平举。同时两臂稍用力内旋，使掌心完全朝向正后方。

2. 屈膝缓缓按掌时，保持身体中正，背有靠意，端正下坐，膝关节不能超过脚尖。

3. 开步时，先屈膝降低身体重心，然后再缓慢开步，重心平移。收脚并步时，先向支撑腿平移身体重心，重心完全移到支撑腿后，再收脚并步。

【功理作用】

1. 有助于畅通手太阴肺经和手阳明大肠经，对于伤风感冒、支气管炎等呼吸系统疾病有一定的预防和治疗作用。

2. 意守丹田，不仅有助于排除内心杂念，净化大脑，而且有助于补中益气，扶正培本，增强体质，提高身体抵抗力。

3. 呼吸六字诀云，呼音与脾相配属。故吐"呼"音，有助于和胃健脾。

第二式·双鱼悬阁

动作一　①转身摆臂：吸气收腹，身体向左转 45°，同时两臂内旋，掌心正向后，两侧摆起，目视左前方（图 9）。②丁步切脉：呼气松腹，身体向右转，同时两臂外旋前摆，收于右腹前右手切脉，左脚成丁步，余光看手（图 10）。

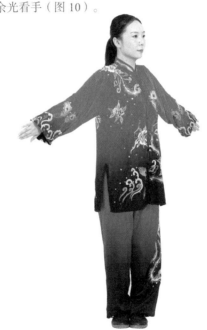

图 9

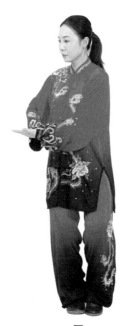

图 10

动作二 ①弓步推手：吸气收腹，左脚向左前方上步成左弓步，保持切脉不变，推手向前，目随手动（图11）。②虚步叠掌：随着呼气，身体重心移至右腿，后坐翘脚成左虚步，双手云手后叠掌于胸前，左手掌心向外，距离身体约20厘米，余光看手（图12）。

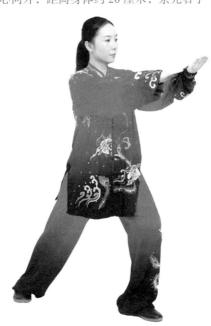

图11

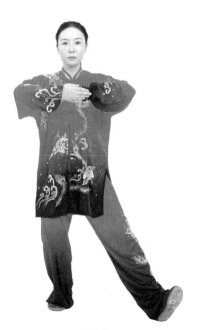

图 12

动作三 并步撑按：吸气收腹，收左脚并步，两腿并拢伸直，两掌缓缓对摩，左掌下按于左胯旁，指尖正向右，右掌内旋上撑于头顶右上方，指尖正向左，头水平向左转，目视正左方（图13）。

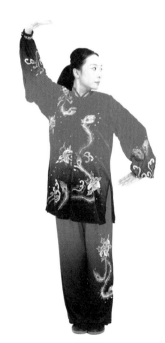

导引养生功十二法·第二式 双鱼悬阁

图 13

动作四 落掌平视：呼气松腹，目视右掌（图 14），右臂沉肩坠肘缓缓下按，两掌自然垂于体侧，目视正前方（图 15）。

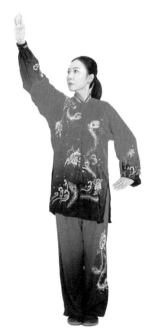

图 14

导引养生功十二法 · 第二式 双鱼悬阁

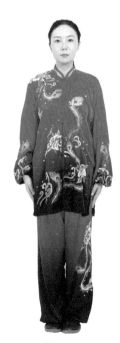

图 15

动作五至八 同动作一至四，唯左、右交换做动作。

【注意事项】

❶ 上步时，先降低重心，迈出脚脚尖贴地绷脚前伸，到位后，脚尖上翘落地，然后随着重心的前移再缓缓下落。

❷ 以左式为例，左脚向左前方上步时，切脉的双手同时要向右前方推出，使手脚有对拉拔长之意。同时也有利于维持重心的稳定，使出脚动作更加平稳。

❸ 以左式为例，两掌由切脉变叠掌时，重心要后移，左脚脚尖上翘，同时左臂内旋，右臂外旋，两掌摆动不可超过左侧正方向，保持上体中正，不可后仰，随即右掌无名指捻左腕太渊穴，横掌相合。

❹ 叠掌于胸前时，两掌心相对，劳宫穴相对，两臂屈肘与肩同高，微向前撑，手距离身体约 20 厘米，使两臂成弧形。

❺ 两掌撑按时，两臂要充分内旋，肘部微屈，两掌坐腕，上下撑按，肘部微屈向两侧外撑，使手臂成弧形，两手指尖均向内。

【 功理作用 】

❶ 有助于提高肺功能，缓解咳嗽、喘息等呼吸系统疾病。

❷ 有助于提高脾胃功能，缓解消化不良、胃脘疼痛等消化系统疾病。

❸ 有助于提高肾功能，对泌尿生殖系统疾病有一定预防和调治作用。

第三式·老骥伏枥

动作一 ①开步摆掌：吸气收腹，左脚开步，双脚距离约三脚宽，同时两臂外旋缓缓前摆，至与肩同宽同高，掌心向上（图16）。②握拳屈臂：呼气松腹，两掌握拳，同时两臂屈肘，两臂内侧相靠，贴于胸前，拳面与下颌同齐，目视正前方（图17）。

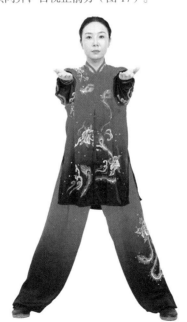

图16

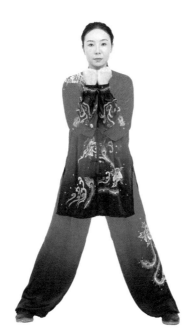

图 17

动作二 ①旋臂举掌: 吸气收腹, 两拳变掌, 同时内旋上举, 双手掌心向前, 两臂间距稍宽于肩, 目视正前方(图18)。②马步勾挂: 呼气松腹, 下蹲成马步, 两掌变勾手, 缓缓向前下落, 挂于身后, 两臂伸直, 勾尖向上, 同时头水平向左转, 目视正左方(图19)。

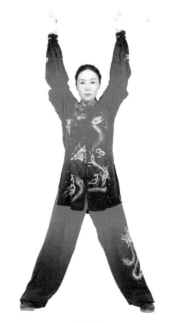

图 18

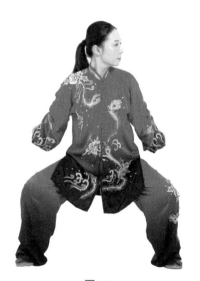

图 19

动作三 ①马步叠掌：吸气收腹，马步不变，勾手变掌，同时前摆至腹前，两手掌背相靠，指尖向下，目视正前方（图20）。②起身分掌：两腿伸直，提臂弹甲，向两侧分手撑掌，指尖向上，腕与肩平，目视正前方（图21～图24）。

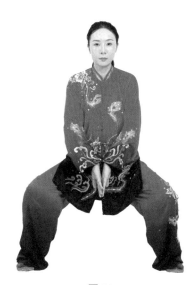

图20

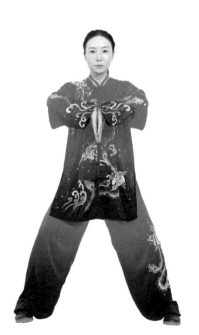

图 21

导引养生功十二法 · 第三式　老骥伏枥

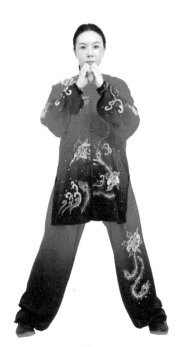

图 22

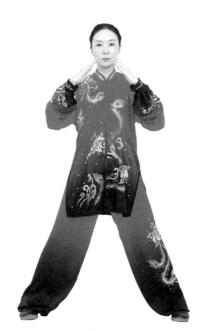

图 23

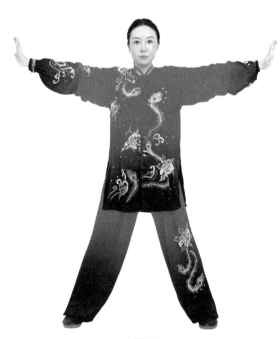

三

导引养生功十二法。第三式　老骥伏枥

图 24

动作四 并步落掌：呼气松腹，重心向右移，右腿屈膝，收左脚并步，同时缓缓落掌，两掌自然落于体侧，目视正前方（图 25、图 26 ）。

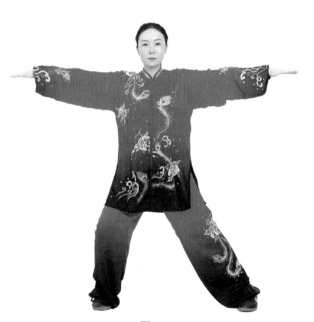

图 25

导引养生功十二法。第三式　老骥伏枥

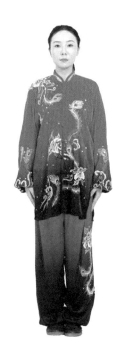

图 26

动作五至八 同动作一至四，唯左、右交换做动作。

【 注意事项 】

❶ 两掌握拳屈肘于胸前时，肘尖应下垂，小臂并齐相贴，大臂贴胸，拳面与下颌齐平，目视正前方。

❷ 两腿下蹲成马步时，拇指桡侧与食指桡侧相贴，少商与商阳相接勾，其余三指自然屈曲于掌心，直臂从身体两侧向身后勾挂，努力屈腕，勾尖向上，保持身体中正，开胸夹脊，收颏，头水平侧转，目视侧后方。

【 功理作用 】

❶ 点抠劳宫有益于提高心脏功能，对于高血压、冠心病有一定缓解效果。

❷ 屈腕成勾手和叠腕、卷指的动作，对肺经原穴太渊、心包经原穴大陵、心经原穴神门有一定的按摩作用，故有助于强心益肺。

❸ 能够扶植机体正气，强身健体。

❹ 吐"呬"音，对肺有益处。

第四式·纪昌贯虱

—— 技术要领

动作一 开步推掌：吸气收腹，双手握拳上提至腰间，左脚向左侧开步，距离约三脚宽，两手由拳变掌，坐腕向前推出，腕与肩同高，指尖向上（图27、图28）。

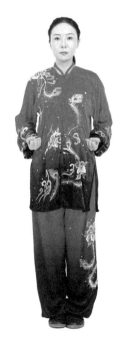

图 27

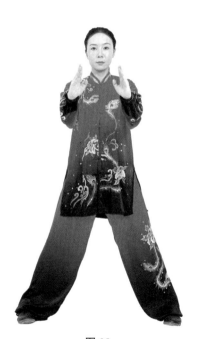

图 28

导
引
养
生
功
十
二
法
。
第
四
式

纪
昌
贯
虱

动作二 ①转身射箭：呼气松腹，身体水平左转，左腿屈蹲脚不动，以右脚前脚掌为轴右脚后跟侧蹬，保持右腿伸直，轻握方拳向左后方摆，左臂伸直右臂屈曲，右拳摆于左胸前，目视左拳（图 29a）。②握拳拉弓：手抠劳宫紧握拳，右拳平拉至右胸前，目视左拳（图 29b）。

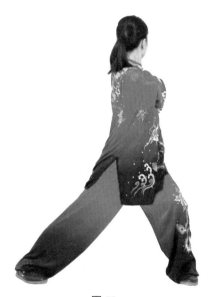

图 29a

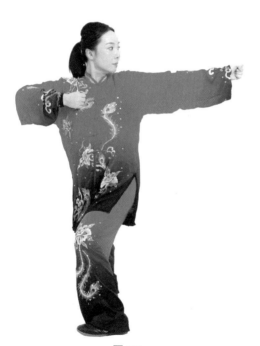

图 **29b**

二

动作三 回身摆掌：吸气收腹，回身转正，同时双拳变掌，掌心向下，重心向右移，右腿屈膝半蹲，两臂前伸，约与肩同高同宽，掌心向下，目视正前方（图30）。

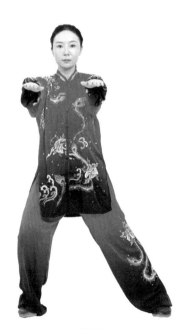

图 30

动作四 并步握拳：呼气松腹，左脚收脚并拢，挺膝直立，两掌顺体前自然下落，随之握拳，收于腰侧，目视正前方（图31）。

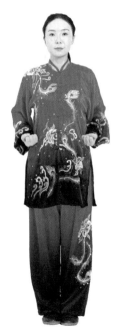

图 31

动作五至八 同动作一至四，唯左、右交换做动作。

【 注意事项 】

1. 侧转身成弓步时，前脚不动，膝关节屈曲，保持膝关节与脚尖方向均向正前（即起势方向）方向。后脚以前脚掌为轴，脚跟贴地向外碾动侧蹬，脚跟不可离地，保持膝关节伸直。

2. 侧转身拉弓时，两拳紧握，中指点扣劳宫，拉弓手屈肘与肩水平平行向后拉，使两拳、后肘与肩在同一高度。

3. 开步前，先降低身体重心，待重心完全平移到支撑腿后，再缓慢平稳的开步。并步时，重心先不改变，先平移重心到支撑腿后，再缓缓收脚并步。

【 功理作用 】

1. 两手握拳，瞬间点扣劳宫，有助于清心降火。

2. 拉弓射箭，有助于舒胸畅气、调和心肺。

3. 意守命门和脚跟侧蹬捻动涌泉，有助于滋阴补肾、固肾壮腰。

第五式·躬身撣靴

技术要领

动作一 松拳摆掌：吸气收腹，身体水平左转，同时左拳变掌，坐腕后撑，松腕内旋，后伸平举，约与肩同高，转头看手，目视左掌（图32a、图32b）。左臂外旋上举，同时身体右转，左掌摆至右前上方，保持手臂伸直，目视左手，动作不停（图33a、图33b），左臂下落，左掌落于右肩前，屈肘翘指，指尖向上，余光看手（图34a、图34b）。

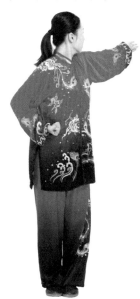

图 32a

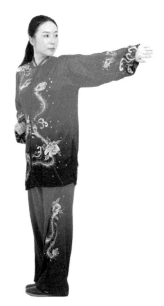

图 32b

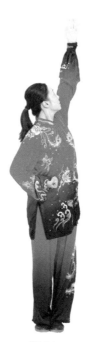

导引养生功十二法。第五式　�躬身掸靴

050

图 33a

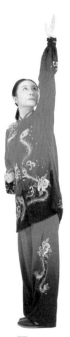

图 33b

导引养生功十二法。第五式　躬身掸靴

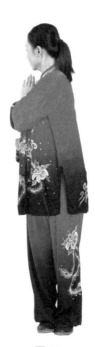

图 34a

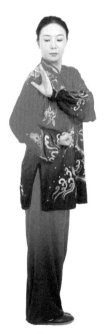

图 34b

动作二　①躬身摩运：呼气松腹，两腿保持伸直，上体右屈，左掌沿右腿外侧，缓缓向下摩运三阳经脉（图35）。②转身掸靴：身体转正，左掌轻抚脚面，至左脚外侧，稍抬头，余光看手（图36）。

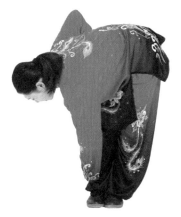

图 35

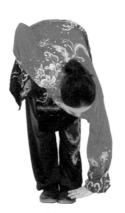

图 36

动作三 握拳稍起：吸气收腹，左手握拳，上体稍起，保持手臂伸直，提拳至膝，稍抬头（图37）。

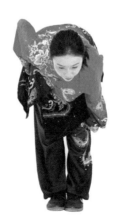

图 37

动作四 上体直起：呼气松腹，上体保持直立起身，缓缓屈肘，左拳
缓缓收至腰侧，拳心向上，目视正前方（图 38）。

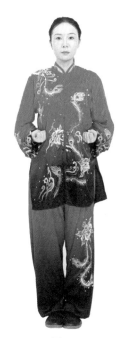

图 38

四

动作五至八 同动作一至四，唯左、右交换做动作。

【注意事项】

❶ 以左式为例，身体向左水平转动要大于 45°，同时左拳变掌内旋按于左胯侧，随之直腕伸臂，小指侧上方领起，从左侧后约 45° 左肩侧前上方上举，上体保持直立，稍抬头目视左手举至左肩上方。接着，身体右转，左掌随左臂外旋转摆至身体右前上方，保持手臂伸直。这段动作关键有二：一是身体水平左转要大于 45°；二是手臂上举时，要从肩侧前方上举，不能从肩侧或侧后方上举。

❷ 身体侧屈时保持膝关节伸直，手掌向下摩运，同时要稍抬头。手要摸着脚面从右（左）转到左（右）。若一时直膝不能摸到脚面，也不要屈膝，可坚持习练，逐步达标。

❸ 掸靴后握拳，先保持直臂提拳到膝高，再边起身边屈肘提拳至腰间。

【 功理作用 】

人体前躬可作用于腰部和贯脊属肾的督脉，而腰为肾府，乃肾之精气濡养之所。肾与膀胱相表里，膀胱经的循行经过腰部，而且督、冲、带诸脉亦循行于腰部。因此，经常习练"躬身掸靴"，有助于滋养肾阴、温补肾阳、纳气归肾、固肾壮腰、健脑增智。

第六式·犀牛望月

—— 技术要领

动作一　①开步撑掌：吸气收腹，右腿屈膝，左脚向左开一大步，同时两拳变掌，内旋下按后撑（图39）。②移身旋臂：左腿弯曲，右腿伸直，两臂内旋后摆，目视正前方（图40）。

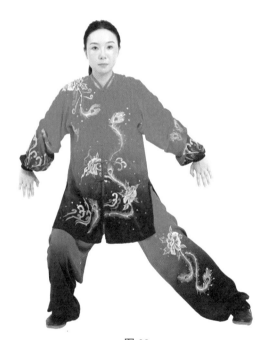

图39

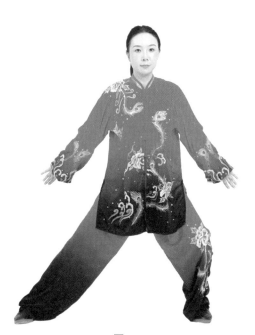

图 40

动作二 转身举掌：呼气松腹，身体水平向左转，左脚不动，以右脚掌为轴右脚跟侧蹬，保持右腿伸直，两掌经身体两侧摆于头前上方，两臂呈弧形，指尖相对，掌心向前上方，目视两掌（图 41a、图 41b）。

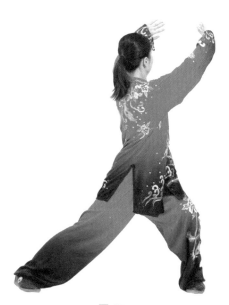

图 41a

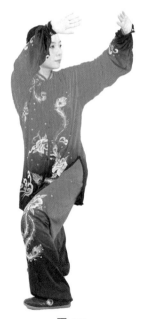

图 41b

动作三 转身前摆：吸气收腹，身体转正，右腿弯曲，左腿伸直，两臂外旋前摆，掌心向上，约与肩同宽同高（图 42）。

导引养生功十二法。第六式 犀牛望月

三

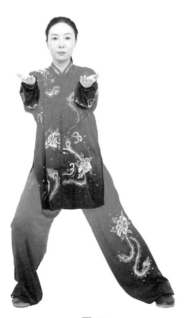

图 42

动作四 并步：呼气松腹，收左脚并步，两膝伸直，两掌缓缓内旋下按，落于体侧（图43）。

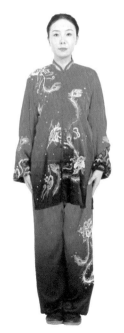

图 43

动作五至八 同动作一至四，唯左、右交换做动作。

【注意事项】

1. 左脚开步时，先屈膝下蹲，大腿与地面约45°，重心平移到右腿后，左脚向左侧开一大步，即两脚内侧距离约为自己三脚长。开步时两手要坐腕后撑。

2. 侧转身成弓步时，前脚不动，膝关节弯曲内合，保持膝关节与脚尖上下相对，向正前（即起势方向）方向。后脚以脚掌为轴，脚跟贴地向外碾动侧蹬，脚跟不可离地，膝关节挺伸。

3. 转腰举臂望月时，上体保持中正，举臂时，要先勾腕，用手背领起，手过头后，再抖腕亮掌，两臂成弧形撑开，两手两肩均保持同一高度。

4. 转腰举臂望月时，要做到两个45°：一是腰要转到使身体面向侧后约45°方向；二是两臂要上举到使手臂与水平夹角约45°。

【 功理作用 】

❶ 此式通过转颈旋腰，有助于牵拉颈项部和腰背部的肌肉，松解其粘连，对于缓解肩、肘、腕、颈、背、腰等部位的疼痛也有一定作用。

❷ 畅通手三阴三阳经脉，有助于强心益肺、通调三焦、润肠化结。

❸ 意守命门和脚跟侧蹬捻涌泉，有助于滋阴补肾。

第七式·芙蓉出水

技术要领

动作一 ①屈膝合掌：吸气收腹，右腿微屈，左脚跟提起，同时两掌内旋，两掌掌背靠于腹前，目视正前方（图 44a、图 44b）。②开步分掌：依次卷指、弹甲分掌，两臂缓缓打开至与肩同高，掌心向上，目视正前方（图 45～图 47）。

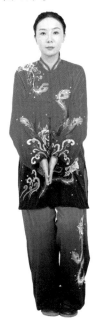

图 44a

导引养生功十二法。第七式 芙蓉出水

一

072

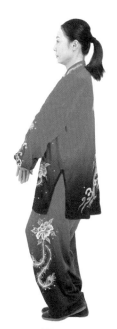

图 44b

导引养生功十二法 · 第七式　芙蓉出水

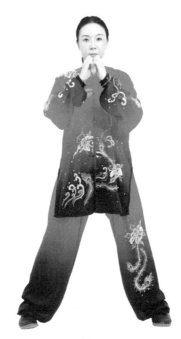

图 45

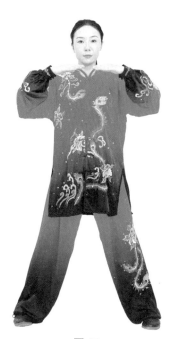

图 46

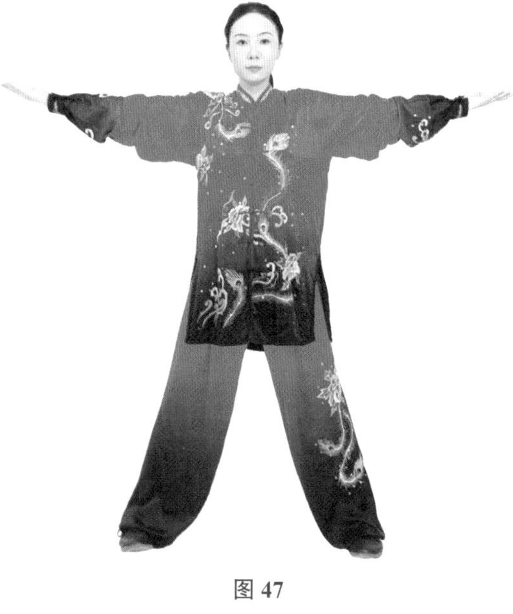

导引养生功十二法 ○ 第七式　芙蓉出水

图 47

动作二 ①转身摆掌：呼气松腹，重心左移，左腿微屈，身体水平向左转，左掌内旋握拳稍下落，拳心向下，右掌内旋握拳左前摆，拳心向下，目视右拳（图48）。

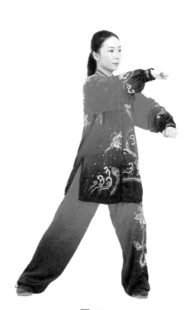

图 48

②盘根旋拳：右脚向左斜后方插，下蹲盘根，左拳翘腕，于左胯旁，距胯约 30 厘米，拳眼正向后，右拳内旋翘腕，收于右胸前，拳心正向前，距胸约 30 厘米，头水平向左转，目视正左方（图 49）。

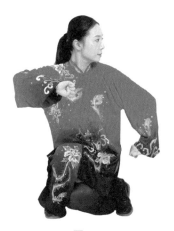

图 49

动作三 ①合腕胸前：吸气收腹，两拳变掌，两掌根相贴于胸前，开指成花，目视双掌（图50）。②右脚侧开步，两掌托举缓缓起身，眼随手走，抬头看手（图51a、图51b）。

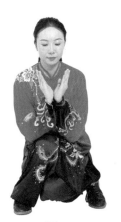

图50

导引养生功十二法 • 第七式 芙蓉出水

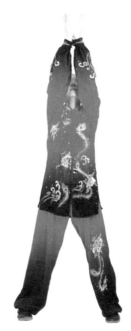

图 51a

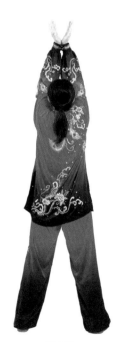

图 51b

动作四 并步落手：呼气松腹，收左脚并步，同时两掌内旋，从两侧缓缓下落，自然垂于体侧，目视正前方（图52、图53）。

导引养生功十二法 ○ 第七式 芙蓉出水

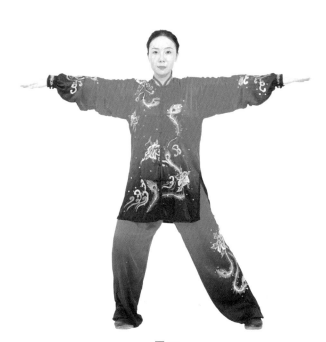

图 52

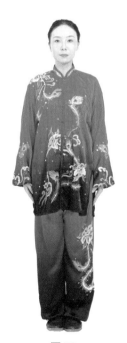

图 53

动作五至八 同动作一至四，唯左、右交换做动作。

【注意事项】

1. 盘根步下蹲时，两臂应充分内旋，屈肘翘腕，前方拳拳眼正向下，拳与胸保持同一高度，拳距胸约30厘米。侧方拳拳眼正向后，拳与胯同一高度，拳距胯约30厘米。

2. 以右盘根步为例，右脚向左脚左后方插步，右脚尖距左脚跟前后距离约自己半脚远，左右以自己一脚宽为宜。下蹲时，大腿绞紧，左脚保持全脚掌紧贴地面，右脚前脚掌着地。

3. 盘根步，两拳变掌收于胸前时，两掌根相贴，十指撑开，翘腕外撑呈莲花状。

【功理作用】

1. 疏通手三阴经和手三阳经脉，有助于强心益肺、润肠化结、调理三焦等。

2. 疏通足三阴经和足三阳经脉，有助于和胃健脾、舒肝利胆、固肾壮腰。

3. 此式为全身性运动，有助于提高五脏六腑的功能。

第八式·金鸡报晓

技术要领

动作一 提踵举手：吸气收腹，百会上顶，并腿直膝提踵，两掌变勾（六井相会），两臂缓缓侧举至与肩同高，头水平向左转，目视左手（图54a、图54b）。

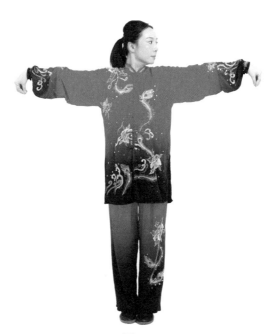

图 54a

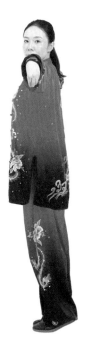

图 54b

动作二 屈膝按掌：呼气松腹，屈膝蹲腿，两膝保持并拢，两手由勾变掌，缓缓按于胯两侧，指尖正向外，目视正前方（图55）。

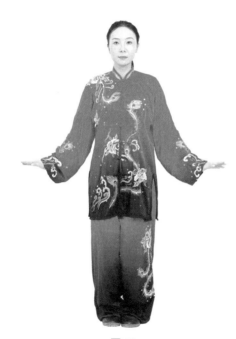

图55

动作三 独立举勾：吸气收腹，右腿保持伸直，左腿屈膝后伸，脚心正向上，同时两掌缓缓前摆，两手由掌变勾手上举，勾尖向下，两臂与肩同宽，身体成反弓状，目视正前方（图56a、图56b）。

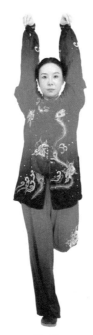

图 56a

导引养生功十二法。第八式 金鸡报晓

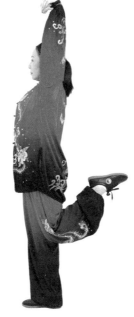

图 56b

三

动作四 屈膝按掌：呼气松腹，并步屈膝，两膝紧靠，两手由勾变掌，缓缓下落按于胯前，指尖正向前，目视正前方（图 57）。

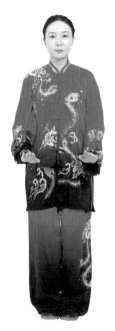

图 57

四

动作五至八 同动作一至四、唯左、右交换做动作。

【 注意事项 】

1. 提踵提勾时，两手五指撮拢，成六井相合勾手，转头目视一只手时，意念在另一只手，使两手同时提至与肩同一高度。

2. 独立勾手前上方举起时，百会上顶，挺身使身体成反弓状，目视前方。

3. 独立勾手前上举时，展胯挺腹，后抬腿膝关节在独立腿侧后方，弯曲约 90°，脚背绷直，脚心向上。

【 功理作用 】

1. 脚跟拔起，压迫涌泉，有助于激发足少阴肾经，滋阴补肾。

2. 成勾上摆，变掌下按，有助于疏通手三阴经、手三阳经之原穴，通经活络，颐养心肺，疏导三焦。

3. 吐"吹"音，有助于滋阴补肾。

第九式·平沙落雁

——技术要领

动作一 插步屈肘：吸气收腹，松腕侧举至与肩平，头水平向右转，目视右掌（图58）。左脚向右斜后方插步，同时两臂屈肘回收至肩两侧，掌心向下，保持与肩同高，目视右掌（图59）。

一

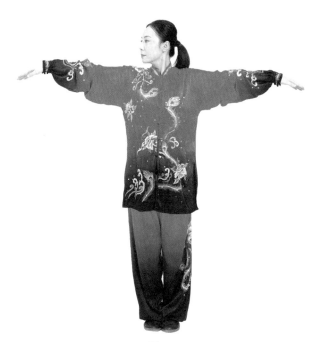

图58

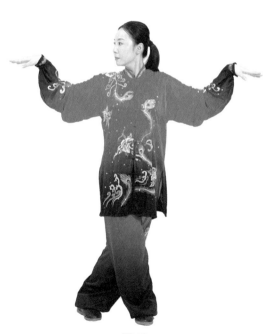

图 59

动作二 盘根侧推：呼气松腹，蹲腿盘根，两掌坐腕侧推，腕与肩平，掌心正向外，目视右掌（图60）。

二

导引养生功十二法。第九式 平沙落雁

096

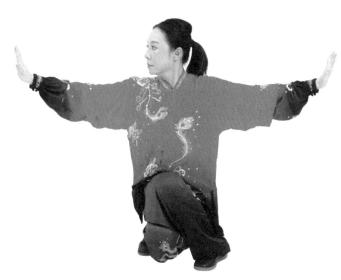

图 60

动作三 起身侧举：吸气收腹，松腕伸掌，插步缓缓起身，保持两臂伸直，掌心向下，目视右掌（图61）。

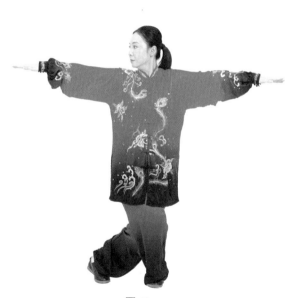

图 61

动作四 并步直立：呼气松腹，收左脚并步，两膝并拢伸直，两掌自然垂于体侧，目视正前方（图 62）。

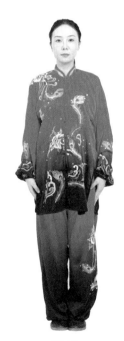

图 62

动作五至八 同动作一至四，唯左、右交换做动作。

【 注意事项 】

1. 以右盘根步为例，右脚向左脚斜后方插步，右脚尖距左脚跟前后约自己半脚远，左右约自己一脚宽。下蹲时，两腿贴紧，左脚全脚掌保持着地，右脚前脚掌着地。

2. 两臂侧平举至与肩同高，屈肘两掌坐腕缓缓侧推，头水平转动看向一侧手时，意念也要放在看不见的后手，使前后两臂保持与肩同一高度。

【 功理作用 】

1. 意守劳宫，有助于畅通手厥阴心包经，舒缓心脏，平调血液。

2. 两腿屈伸、蹲腿盘根的动作，有助于畅通足三阴、足三阳经脉，对脾、胃、肝、胆、膀胱、肾等脏腑功能的提高有益处。

3. 吐"呵"音，有助于舒缓心脏。

第十式·云端白鹤

技术要领

动作一 翘趾提腕：吸气收腹，两膝并拢站直翘趾，合谷沿身体两侧摩运至大包，掌背碾转挤压大包穴，而后至胸前，指尖向后，目视正前方（图63、图64）。

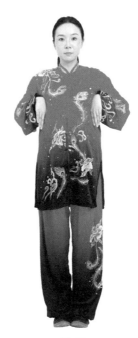

图 63

102

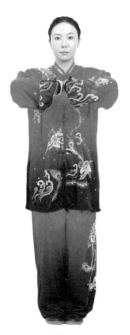

图 64

动作二　屈膝展指：呼气松腹，屈膝脚趾抓地，叠腕分掌，向前水平展开，掌心向前，两臂保持与肩同高，目视正前方（图 65）。

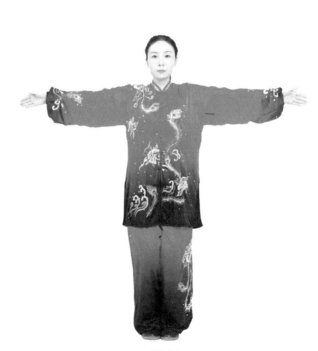

图 65

动作三 提踵展臂：吸气收腹，两腿站直提踵，同时两臂内旋缓缓上举，抖腕亮掌，两臂成弧形，中指落于肩髃穴正上方，目视正前方（图 66）。

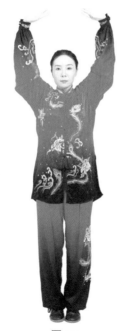

图 66

动作四 直膝落手：呼气松腹，落踵，保持两腿并拢站直，松腕，两掌从身体两侧缓缓落下，自然垂于体侧，目视正前方（图67）。

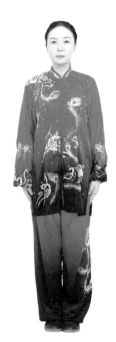

图67

动作五至八　同动作一至四，唯左、右交换做动作。

【 注意事项 】

❶ 吸气提腕合谷从身体两侧向上摩运时，脚趾上翘，但脚掌不离地。

❷ 叠腕卷指分掌时，两腿并拢屈曲，保持上体中正，头正颈直，百会上领，
　 背有靠意。

❸ 抖腕亮掌时，百会上领，脚跟提起，肘腕微屈，两臂成弧形，中指指
　 尖落于肩髃穴正上方。

【 功理作用 】

❶ 脚趾上翘，挤压足少阴肾经之井穴涌泉，有助于激发其经脉，滋阴补肾。

❷ 合谷捻大包，既有益于润肠化结，又有益于和胃健脾。

❸ 两手头上抖腕亮掌，有助于通调三焦、畅通水道。

第十一式·凤凰来仪

——技术要领

动作一 左前摆掌：吸气收腹，身体水平左转45°，同时两掌内旋侧摆45°，右膝保持伸直，左膝屈曲，再外旋前摆至与肩同高，掌心向上，目视左前方（图68、图69）。

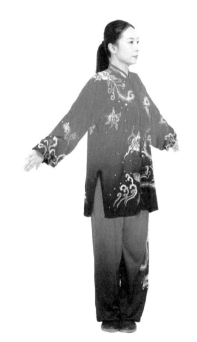

图68

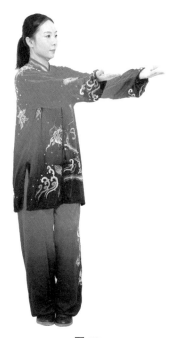

图 69

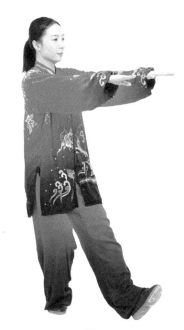

动作二 上步翻掌：呼气松腹，左脚向左前方上步，两掌内旋，掌心向下，重心前移至左腿，提右脚跟，两掌变勾，少商与商阳相接，向身后勾挂，勾尖向上，目视左前方（图70、图71）。

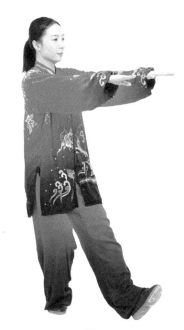

图 70

导引养生功十二法。第十一式　凤凰来仪

112

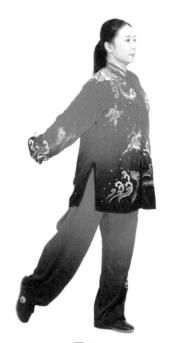

图 71

动作三 虚步插掌：吸气收腹，重心后移至右腿，身体转正，左脚尖上翘，两手由勾变掌，交叉于胸前，左掌在里，两掌掌心向内（图72）。经面前向两侧左右分掌，同时两掌内旋，掌心向外，两臂约与肩同高，目视正前方（图73）。

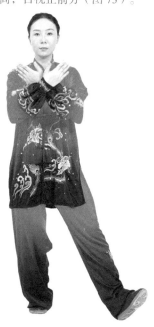

图 72

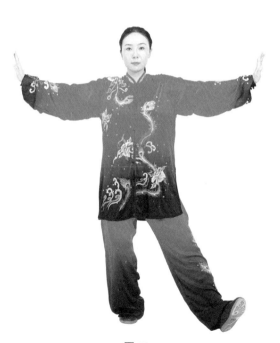

图 73

导引养生功十二法。第十一式　凤凰来仪

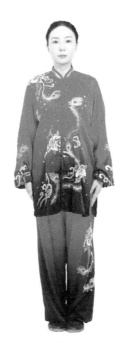

图 74

动作五至八 同动作一至四，唯左、右交换做动作。

【 注意事项 】

❶ 上步时，先降低重心，迈出脚脚尖贴地，绷脚前伸，到位后，脚尖上翘落地，脚尖随着重心前移下落。

❷ 凤凰来仪的勾手手型是少商与商阳相接勾（与老骥伏枥勾手手型一致），向身后勾挂时，要挺身上顶，百会上领，直臂屈腕，勾尖向上，同时两肩后展夹脊。

【 功理作用 】

❶ 转身旋臂，有助于畅通任、督二脉及手三阴三阳经脉。

❷ 屈腕勾手，由于对手三阴、三阳经之井穴、原穴产生一定刺激，故有助于改善心、肺、大肠、小肠等脏腑功能。

❸ 脚趾上翘，对足三阴、三阳经之井穴、原穴产生一定刺激，故有助于提高肝、胆、脾、胃、膀胱、肾等脏腑功能。

❹ 吐"呼"音，有助于健脾和胃。

第十二式·气息归元

技术要领

动作一　旋臂摆掌：吸气收腹，两臂内旋缓缓打开，摆至体侧，掌心向后（图75），随即外旋，掌心向前，两臂与身体夹角成60°，目视正前方（图76）。

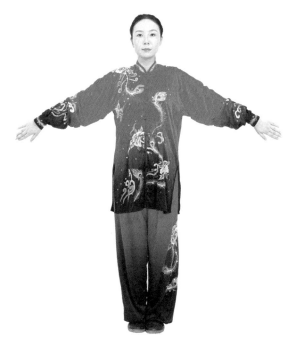

图 75

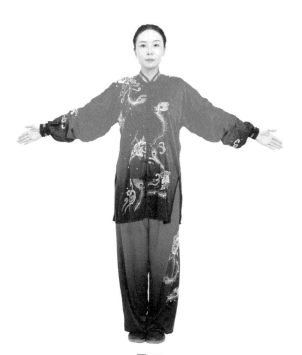

图 76

动作二 屈膝合手：呼气松腹，两腿弯曲，两掌缓缓内收，抱于小腹前，指尖相对，掌心向内，气沉关元，目视正前方（图77）。

导引养生功十二法。第十二式 气息归元

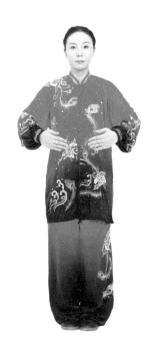

图 77

【注意事项】

❶ 两掌内收回抱，采日月精华之气时，以肘领手，肘先合至略比肩宽，再合小臂和手，使气路由宽变窄，气流逐渐加速，收入关元。

❷ 两掌缓缓摆至体侧时，两臂与上体夹角约 60°，内收回抱时，两掌与脐下关元穴同高，将日月精华之气归于关元穴。

【功理作用】

"关元"，位于任脉上，属丹田之一穴，它既是足三阴经与任脉的交会穴，又是小肠的募穴，中医称其为"长寿大穴"，具有显著的保健作用。故以意引气归于关元，有助于壮中气、补元时气、滋养脏腑、调和阴阳。

收势

技术要领

动作一 直膝摆掌：吸气收腹，两腿保持并拢直立，两臂内旋缓缓打开，摆至体侧，掌心向后（图78），随即外旋，掌心向前，两臂与身体夹角成60°，目视正前方（图79）。

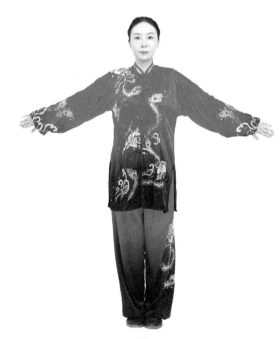

图 78

导引养生功十二法。收势

126

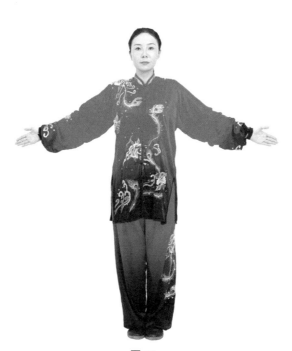

图 79

二

——

导
引
养
生
功
十
二
法
。
收
势

动作二 直立叠掌：呼气松腹，两腿保持并拢直立，两掌缓缓内收，叠掌于关元，男士左手在里，女士右手在里（图80）。

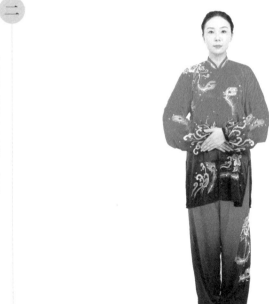

图 80

动作三 赤龙搅海：舌为赤龙，口中旋转为搅海，左右各 3 圈，唾液分三口咽下。

动作四 做完后，两掌自然垂于体侧，缓缓收功，结束全套动作（图 81）。

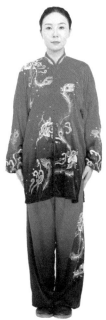

图 81

【注意事项】

赤龙搅海时,唇微合,上下齿分开,舌头在牙齿内右、上、左、下转动 3 圈,再左、上、右、下转动 3 圈。舌头转动幅度宜大,以便于产生更多津液。

【功理作用】

1. 三国时期百岁老人皇甫隆说:"人当朝朝服食玉泉,琢齿,使人丁壮有颜色……玉泉者,口中唾也……早漱津令满口乃吞之,名曰炼精。"(《备急千金要方》)

2. 清代名医程国彭在《医学心悟》中说,唾液乃"治阴虚无上妙方"。

3. 现代医学研究证明,唾液含有白蛋白、黏蛋白、淀粉酶、溶菌酶、免疫球蛋白和各种微量元素。

4. 日本学者研究发现,唾液是一种天然防癌剂,能够使致癌物质转化为无害物质。他用鱼肉烧烤成焦糊时产生的一种能致癌的物质进行实验,结果发现:不加入唾液时,致癌物质会大大增加;而加入唾液之后在温度 37℃时,经过一昼夜时间,致癌物质则会明显减少。(《中国医药报》,1988 年 2 月 11 日)